NOTICE

SUR LES

EAUX MINÉRALES

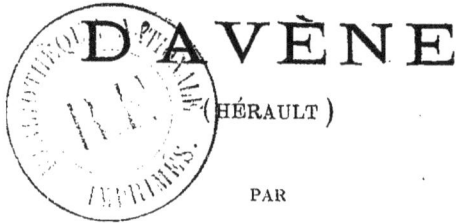

D'AVÈNE

(HÉRAULT)

PAR

Le Docteur J. CATHALA

MÉDECIN INSPECTEUR DE CES EAUX

$\sim\!\!\diamond\!\!\sim$

MONTPELLIER

IMPRIMERIE CENTRALE DU MIDI

RICATEAU, HAMELIN ET Cᵉ

1874

NOTICE

SUR LES

EAUX MINÉRALES

D'AVÈNE

(HÉRAULT)

CHAPITRE PREMIER

CONSIDÉRATIONS PRÉLIMINAIRES

Les Eaux minérales, au milieu de l'aisance publique, avec la facilité des communications qui existe, peuvent être considérées comme moyens de guérison et comme causes de richesse. Elles constituent, à la fois, une industrie susceptible d'un grand développement et une famille de remèdes dont la thérapeutique doit retirer d'immenses avantages.

Le rapport économique des thermes n'est guère de notre compétence; cependant nous ne pouvons nous empêcher de quelques préoccupations à ce sujet, lorsque nous voyons la population des Eaux augmenter tous les ans, sous différents prétextes, pour motif de repos; pour cause de santé, par amour des voyages, et lorsque nous voyons comment elle se distribue.

La France, qui possède des sources minérales si nombreuses, nominativement désignées sous la rubrique des lieux où la nature les a placées; la France, qui a les plus belles plages du monde, dont les Eaux se rattachent aux régions les plus diverses, à tous les systèmes de montagnes, à tous les terrains, à tous les bassins géologiques; qui joint aux conditions de valeur intrinsèques, propres à ses sources, toutes les conditions extrinsèques susceptibles d'attirer les étrangers; la France, qui jouit par conséquent, dans ses Eaux minérales, de toutes les qualités que réclament la médecine et les besoins du siècle, reste, malgré ces éléments de succès, au-dessous des espérances qu'il était permis de concevoir, et ses établissements les plus renommés ne parviennent pas toujours à contrebalancer la vogue de certaines stations étrangères.

Mais ce n'est pas tout: quelle inégalité désespérante dans la répartition des baigneurs! Ici la foule toujours croissante, ou qui, du moins, se soutient dans des limites favorables; ailleurs, l'indifférence et même l'abandon. Il y a là un vice profond, qui doit attirer les réflexions du gouvernement, des administrations locales, des économistes, des médecins, de tous les esprits élevés qui s'occupent des Eaux minérales.

Il nous suffit d'avoir posé ces problèmes pour le moment, en attendant que l'on puisse les modifier, pour arriver à une solution heureuse. A notre avis, l'autorité supérieure devrait étendre sa tutelle protectrice sur toutes les sources dont l'action curative est incontestable, afin de provoquer toutes les améliorations désirables; et, là où la fortune particulière ne voudrait ou ne pourrait suffire, une Compagnie ou une Société d'actionnaires, pourvue d'une direction habile et intelligente, amènerait ce résultat aujourd'hui nécessaire : la réunion de l'utile et de l'agréable, source unique de la prospérité.

Nous nous proposons d'étudier les Eaux d'Avène, à cause de notre position spéciale, qui nous a permis d'observer leurs effets, parce que nous avons eu mille fois l'occasion de constater l'efficacité de leur emploi dans des circonstances aussi nombreuses que variées, parce que notre titre de médecin inspecteur de ces Eaux nous fait un devoir d'éclairer nos confrères sur leurs propriétés médicales, en même temps qu'il nous fournit l'occasion de donner des renseignements précis aux personnes qui nous honorent de leur confiance, et de surveiller leur administration.

Si l'action de ces Eaux est incontestable et peut déterminer des guérisons inattendues, l'expérience possède-t-elle des règles pour les reproduire au besoin? Quelle est la détermination de ces règles?

Si les Eaux d'Avène conviennent dans certaines maladies, n'y a-t-il pas des cas où elles peuvent être inutiles ou dangereuses? L'art peut-il faire le choix de celles qui doivent être guéries, de celles qui résisteront, de celles qui pourront s'améliorer ou s'aggraver ?

Voilà la question que nous allons essayer de résoudre, bien convaincu que tous les éloges que nous prodiguerions à nos Eaux seraient vains et nuisibles, tant que nous ne spécifierions pas bien nettement les conditions de leur application et les motifs de leur contre-indication.

« Avancer, dit un auteur compétent en pareille matière, Pâtissier (1), qu'une même Eau minérale convient également dans toutes les maladies chroniques, c'est déclarer de deux choses l'une : ou les maladies présentent le même mode d'être, le même siége, les mêmes causes, les mêmes symptômes, ce qui est un paradoxe ; ou bien cette médication est propre à tout, ce qui est absurde ; à moins qu'on ne soutienne, par contre, qu'elle n'est

_____

(1) *Manuel des Eaux minérales*, 2me édition, 1841.

propre à rien, étant sans puissance intrinsèque, et son efficacité se rapportant uniquement au voyage, aux influences hygiéniques et aux distractions qu'elle procure, ce qui est faux. »

Les Eaux minérales ne sont point, il est vrai, une panacée
universelle ; mais il est incontestable qu'elles sont, entre des
mains habiles, le remède le plus puissant et le plus étendu
contre la plupart des maladies chroniques, soit comme moyen
de guérison, soit comme moyen de soulagement, et, si l'on a pu
dire avec raison que, après l'impuissance des médicaments, le
fer et le feu guérissaient beaucoup de maladies, l'on peut affir-
mer avec autant de vérité, dit M. Fontan (1), que là où le fer
et le feu allaient être employés, et même après leur usage, les
Eaux minérales ont eu du succès.

S'il est des Eaux dont les propriétés curatrices sont incon-
testables, celles d'Avène occupent, sans contredit, le premier
rang. Les nombreux malades qui s'y rendent, leur prospérité
croissante et les guérisons remarquables qu'elles opèrent toutes
les saisons, depuis 120 ans qu'elles ont été découvertes, sont
la meilleure preuve de leur efficacité, sans laquelle les thermes
d'Avène auraient déja cessé d'exister.

Les divers traités généraux parlent avec avantage de nos
Eaux, et les indiquent comme très-efficaces dans les affections
que nous énumérerons ci-après.

Plusieurs travaux ont été également publiés sur elles. En
1772, le docteur Amilhau fit paraître un opuscule avec ses
observations sur ces Eaux.

Pendant la durée de son Inspectorat, de 1816 à 1854, le
docteur Savy a publié cinq mémoires sur leurs propriétés médicales.

M. le docteur Lapeyre, notre prédécesseur immédiat, a écrit
sur ce sujet deux ouvrages remarquables. Le premier, en 1860,

(1) *Travail sur les Eaux des Pyrénées.* pag. 4.

a été couronné par l'Académie de médecine ; le second a été publié en 1867.

En 1855, nous avons traité nous-même, dans notre thèse inaugurale, de l'action thérapeutique de nos Eaux ; et, aujourd'hui, nous revenons sur ce sujet spécial de nos études, persuadé qu'il y a des principes qui doivent guider les praticiens dans la prescription des Eaux minérales, ayant chacune en particulier son code, sa politique, ses secrets, que nous devons apprendre par l'observation et réduire en préceptes pour l'enseigner aux autres. Nous ne voulons pas faire une apologie des Eaux d'Avène, mais c'est le secret de ses cures que nous voulons examiner dans cette dissertation. C'est l'étude sans prévention de ses vertus thérapeutiques que nous allons entreprendre, en suivant la marche qu'une saine philosophie nous a longtemps indiquée, comme la seule qui mène à la vérité, surtout en médecine pratique.

Convaincu que les Eaux minérales sont un trésor que l'on doit distribuer à l'humanité, nous serons heureux si nos efforts aboutissent à un résultat utile pour elle.

CHAPITRE II

SITUATION TOPOGRAPHIQUE. — VOIES DE COMMUNICATION — ÉTA-
BLISSEMENT. — SOURCE. — CARACTÈRES PHYSIQUES. — AMÉNAGE-
MENT. — THERMALITÉ. — ANALYSE ET CLASSIFICATION DES EAUX.

Situé au nord du département de l'Hérault, non loin de l'Aveyron et du Tarn, Avène est à 30 kilomètres de Lodève et à 23 de Bédarieux. La gare la plus voisine est celle du Bousquet-d'Orb, sur la ligne de Montpellier à Rodez, à un quart d'heure de distance de Bédarieux en chemin de fer.

Pendant la saison thermale, qui commence ordinairement le mois de juin pour finir en septembre, une voiture spéciale fait le service entre le Bousquet-d'Orb et Avène, à l'arrivée comme au départ des trains. Les 12 kilomètres de distance qu'il faut parcourir dans ce trajet sont franchis dans le délai d'une heure et demie au plus, en suivant la nouvelle et belle route (1)

(1) Cette route est classée de grande communication, n° 8, de Bédarieux à Saint-Affrique. La première partie est construite depuis six ans jusqu'à Avène; mais la seconde, comprise entre cette localité et Ceilhes, reste encore à exécuter. Nous savons que les conséquences de la guerre désastreuse que nous venons de subir ont entravé l'achèvement de ce chemin que nous sollicitons de tous nos vœux; mais nous comptons, pour les réaliser, sur le dévouement de notre savant représentant cantonal, désireux de terminer son œuvre, et sur le zèle de ses honorables collègues au Conseil général, tous portés à faire le plus de bien possible, alors surtout que l'intérêt général le réclame. La route n° 8, de Bédarieux à Saint-Affrique, par la vallée de l'Orb, serait la plus courte et la plus accessible pour communiquer de l'Hérault dans l'Aveyron. En hiver, alors que la neige ou la rigueur du temps ne permettent pas de franchir les plateaux du Larzac, ou de

qui longe la rivière d'Orb et sa vallée aussi fertile que pittoresque.

A l'époque des bains, une voiture fait également le trajet entre Lodève et Avène, où l'on peut arriver encore par l'ancienne route, quand on vient de l'Aveyron ou du côté du Caylar.

Le service de la poste se fait tous les jours par le bureau de Lunas, où une station télégraphique va être incessamment établie.

L'altitude de 360 mètres place Avène dans un climat tempéré; l'air y est pur et frais; aussi y voit-on, tous les ans, de nombreux convalescents et de jeunes enfants faibles et débiles qui ne pourraient point supporter la chaleur intense des localités situées dans la plaine. La température douce de nos montagnes leur fait recouvrer bientôt la santé et les forces.

Les environs d'Avène offrent aux baigneurs des buts de promenade aussi intéressants que variés, nullement nuisibles au traitement thermal, toujours facilité par un exercice sans fatigue. Le pittoresque de nos montagnes et de nos ravins ne le cède en rien aux sites de la Suisse et des Pyrénées. La course jusqu'à Ceilhes, en longeant la fraîche vallée et la rivière, est des plus agréables; de là, on peut aller visiter les thermes de Sylvanès, Andabre, le Cayla, Prugnes. D'un autre côté, le Bousquet avec ses mines de charbon, ses verreries, sa grande usine de zinc, cuivre et plomb ; Graissessac avec ses houillères; les établissements des bains de Lamalou, offrent au visiteur le plus grand intérêt.

Les baigneurs sont logés dans deux hôtels voisins de la

Mounis, par Saint-Gervais, seules voies aujourd'hui existantes, on pourrait toute l'année marcher sans entraves sur notre route, dont la situation au milieu de la vallée en rendrait le parcours aussi agréable que facile, tout en abrégeant les distances. Elle serait aussi la voie de communication la plus directe entre l'Hérault et les bains de Sylvanès, Andabre, etc.

source et appartenant aux propriétaires des Eaux. Les personnes qui veulent faire leur ménage y trouvent en location des chambres particulières, avec cuisine.

Les frais de séjour sont à la portée de toutes les fortunes ; il y a des tables d'hôte de différents prix. La première est toujours pourvue de mets sains et abondants ; le gibier, les truites et les écrevisses du pays n'y font point défaut. On y trouve des salons de compagnie avec un piano, une salle de café, un billard, etc.

Le service religieux se célèbre tous les dimanches, si ce n'est tous les jours, dans une chapelle spéciale.

Non loin de l'établissement sont bâties des maisons particulières garnies, que l'on loue aux personnes désireuses d'être seules ou en famille. On peut également se loger au village d'Avène, situé à 1 kilomètre de distance.

Rien de plus frais, de plus riant, à la fois de plus varié et de plus pittoresque, que le vallon d'Avène, traversé par la rivière d'Orb et entouré de montagnes. De quelque côté qu'on l'aborde, on y arrive de la façon la plus originale ; la vallée apparaît alors qu'on s'y attend le moins, que l'on vienne par la grand'route ou à travers la série des coteaux. La rivière coule sur le bord, ici calme et tranquille, là se précipitant en cascades d'un effet magnifique ; le rivage, frais et verdoyant, est garni de plantations diverses, impénétrables aux rayons du soleil.

A l'exception de quelques pics décharnés par les pluies ou par des déprédations d'un autre temps, les collines sont entretenues avec une ingénieuse habileté. Les gradins inférieurs des montagnes sont tous cultivés ; au-dessus des prairies et des champs se trouvent la vigne et les arbres fruitiers du Midi, parmi lesquels l'olivier, qui, par sa présence, nous annonce que nous n'avons pas abandonné la région méditerranéenne. Plus haut, sur le penchant des montagnes, dont les étages supérieurs vont se confondre avec les volcans éteints de l'Escandolgue, se trouvent de nombreux bois de chêne et des forêts de châtaigniers, dont le fruit constitue une des récoltes du pays.

L'eau minérale s'échappe de la source parfaitement limpide, sans odeur sensible, sans goût particulier ; prise en boisson, elle est seulement un peu fade. Examinée dans les piscines, elle paraît aussi belle à l'œil que dans un verre : elle est claire transparente et ne dépose nullement. Elle est onctueuse au toucher ; cette onctuosité a été attribuée, par M. le professeur Bérard, à la présence de la *barégine,* substance organique très-abondante à Baréges et qui entrerait dans la composition de nos Eaux. C'est la même substance que le célèbre Bordeu comparait au blanc d'œuf, qu'il appelait *glairine,* et que les observations de Longchamps tendent à généraliser dans toutes les Eaux minérales, avec des proportions différentes.

A la source et dans les piscines, on voit se dégager par intervalles des bulles gazeuses ; l'eau agitée dans un vase en produit également. Ce gaz ne rougit point la teinture de tournesol ; il ramène au bleu, mais légèrement, le papier rougi par un acide ; il n'est point inflammable. Nous avons donc affaire à l'azote avec mélange d'acide carbonique.

L'aréomètre de Baumé donne à la pesanteur spécifique de notre Eau un degré de plus que celle de l'eau distillée. Au point de vue géologique, on peut dire, d'une manière générale, que nous sommes ici sur des terrains phylladiens métamorphiques et des calcaires de transition, tout près des masses volcaniques.

Les deux chaînes de montagnes que la vallée d'Avène sépare étaient-elles confondues primitivement, et sont-elles le résultat de quelque dislocation par l'effet de soulèvements ? Quoique les sources qui arrosent le pays sortent d'un sol qui a été modifié, postérieurement à sa formation, par la chaleur centrale, la différence de composition des montagnes, l'inégalité de hauteur et d'aspect que l'on y remarque, tout indique que ce sont des produits distincts ; seulement, leur âge paraît être à peu près le même.

On trouve dans leur sein des calcaires, des schistes, du granit, plusieurs espèces de grès, des marnes fissiles et des couches néocomiennes parfaitement caractérisées. On y rencontre une fort belle qualité de feld-spath, qu'on pourrait utiliser pour la fabrication des porcelaines : la pouzzolane de l'Escandolgue vaut celle de l'Italie. Il y a, dans les environs, des galeries de marcassite, des filons de cuivre et de plomb argentifère, naguère exploités.

Nous avons eu l'avantage de posséder alternativement, à Avène, deux botanistes distingués, M. Planchon, professeur à Montpellier, et M. Henri Loret, membre de la Société de botanique de France. Le cadre restreint de cette notice ne nous permet pas d'insérer le résultat de leurs savantes recherches sur la flore du pays ; nous dirons seulement que, d'après eux, il y a dans l'Hérault peu de montagnes aussi riches que celles d'Avène. Mais, si l'on veut herboriser avec fruit, c'est surtout les affluents de l'Orb dont il faut explorer les bords avec soin. On trouve là de profonds ravins, où des rochers parfois schisteux, presque toujours calcaires, qui, rafraîchis par l'ombre et le voisinage des eaux, nourrissent nos plus curieuses espèces.

C'est au milieu de cette nature si douce et si calme, au pied des hautes montagnes qui tempèrent les chaleurs du Midi, sous un ciel inondé de lumière et d'une sérénité que rien ne trouble, dans une vallée vierge de toute maladie épidémique et contagieuse ; c'est dans ce paysage si bien encadré par la nature, qu'est situé l'Établissement thermal d'Avène, sur la rive gauche de la rivière. La source et les hôtels sont précédés d'une belle esplanade, complantée de superbes platanes, de plusieurs allées ombragées et de vertes prairies arrosées par l'Orb, dont l'onde

abondante et limpide répand tout autour une agréable fraîcheur.

Jusqu'au milieu du XVIIIe siècle, l'eau minérale, encore in-
connue, se perdait dans une mare entre la montagne et les
prairies. Le seigneur du pays, qui en était le propriétaire,
ayant eu un de ses chevaux atteint d'une éruption cutanée
très-intense, le laissa en liberté pour éviter la contagion. La
bête, par instinct, allait boire et se vautrait plusieurs fois par
jour dans cette eau tiède. Peu de temps après, on l'aperçut
alerte et gaie, recouverte d'un poil luisant, sans la moindre
trace de la maladie.

Le seigneur, surpris de ce fait, en parla à plusieurs médecins,
qui crurent à une vertu curatrice de l'eau, et l'engagèrent à
construire une première piscine en 1754. Plusieurs personnes
des environs, atteintes de diverses maladies de la peau, com-
mencèrent à y trouver leur guérison ; et, successivement, la
réputation de cette source grandissant et les malades arrivant
plus nombreux, on a fait les constructions nécessaires pour
l'aménagement des eaux et le logement des baigneurs.

La source, sourdant en petits jets très-nombreux par les fis-
sures d'un sol schisteux et calcaire, est reçue dans la piscine
primitive, qui sert de réservoir principal. Elle est très-abondante, et son volume reste invariable en été comme en hiver,
dans la saison des pluies comme pendant la sécheresse. D'après
les ingénieurs des mines qui en ont opéré le jaugeage, son débit est de 800 litres par minute.

La température de l'eau est également constante à toutes les
époques de l'année : elle a 27° centigrades au point d'émer-
gence ; et dans les piscines, où elle se renouvelle sans cesse,
elle perd un degré de son calorique.

Sur les plans de M. François, ingénieur des mines, l'aménagement des Eaux a été complétement refait ces dernières
années. Chaque sexe possède une piscine spéciale, vaste, aérée,

véritable bassin de natation, pouvant recevoir 30 personnes. Ces grandes piscines sont précédées d'une salle d'attente qui sert de vestiaire, naturellement chauffé par la vapeur de l'eau.

Les personnes qui ne veulent pas se baigner en commun, les familles qui veulent être réunies ou qui ont des enfants à surveiller, ont à leur disposition huit petites piscines, toutes éclairées comme les grandes par un dôme vitré.

Toutes les piscines, sans communication entre elles, reçoivent directement et simultanément l'eau de la source. Le liquide, arrivé à une hauteur égale, s'écoule en même temps de chacune d'elles par un déversoir particulier ; de cette manière, le bain est pris dans une eau courante, qui arrive au niveau du sol et s'échappe à la surface.

Tous les bassins sont vidés et lavés deux fois par jour.

On a construit également six cabinets particuliers, avec une baignoire à deux robinets, versant, l'un, l'eau minérale à la température de la source ; l'autre, la même eau chauffée. Ces bains, dont on peut à volonté élever le degré de chaleur, sont destinés aux personnes faibles, âgées ou atteintes de rhumatisme en même temps que d'une affection cutanée, et qui ne peuvent point supporter la température normale de l'eau.

A proximité des piscines, on a eu le soin de faire construire, une pour les dames, l'autre pour les hommes, deux salles de douches, dont la direction et la force peuvent s'adapter au besoin des affections diverses, selon les effets que l'on veut obtenir.

Les individus affectés de plaies aux jambes, d'ulcères sanieux, peuvent disposer d'un courant continu d'eau minérale, qui nettoie, déterge, rafraîchit les plaies et les maintient dans un état constant de propreté. Une fontaine recevant l'eau de la source dans toute sa pureté sert de buvette.

La première analyse des Eaux d'Avène a été publiée en 1809,

dans une thèse du docteur Saint-Pierre, sur les Eaux minérales du département de l'Hérault.

Plus tard, en 1834, M. Bérard, professeur de chimie à la Faculté de médecine de Montpellier, en fit une nouvelle.

En 1857, deux chimistes distingués, M. Hugouneng et le docteur Rousset, préparateur de chimie à la Faculté des sciences de Montpellier, se rendirent à Avène, firent évaporer sur les lieux 60 litres d'eau minérale, en s'entourant des précautions les plus minutieuses ; et, après avoir constaté dans le résidu salin, avec l'appareil de Marsh, la présence de l'arsenic, ils en déterminèrent le dosage par la méthode de M. Thénard.

En 1869, M. Chancel, doyen et professeur de chimie à la Faculté des sciences de Montpellier, a fait de notre Eau une dernière analyse.

Il résulte de ces divers travaux que la composition chimique de l'Eau minérale d'Avène, rapportée à 1 litre, est la suivante :

Acide carbonique.........	0,1758
Acide sulfurique	0,0072
Acide phosphorique..... .	0,0006
Acide chlorhydrique......	0,0055
Acide arsénique......... ..	0,0001
Soude.................	0,0399
Magnésie.............	0,0218
Potasse...............	0,0006
Chaux................	0,0578
Silice.................	0,0122
Alumine et traces de fer...	0,0033
Strontiane............	traces.
Total...	0,3249

Ces diverses substances constituent la minéralisation que voici :

Arséniate de soude...................	0,0002
Bicarbonate de soude................	0,0721
Bicarbonate de chaux...............	0,1672
Bicarbonate de magnésie....»........	0,0780
Sulfate de soude....................	0,0119
Sulfate de potasse..................	0,0011
Chlorure de sodium.................	0,0085
Silice, alumine, acide phosphorique....	0,0161
Total pour 1 litre.........	0,3551

Nous classerons, en conséquence, les eaux d'Avène parmi les eaux arsenicales. Les sels alcalins qu'elles contiennent, et qui, d'après notre avis, associés avec l'élément arsenical, ont une ac tion très-puissante dans leur efficacité, nous les feront ranger parmi les eaux alcalines; et, d'après M. Constantin James [1], nous les admettrons parmi les salines, qui contiennent une proportion de sels plus considérable que les eaux ordinaires des sources et des rivières, et n'offrent aucun principe assez prédominant pour avoir une odeur ou une saveur spéciales. Nous les appellerons conséquemment : *Eaux arsenicales, alcalines et salines.*

D'après la classification de M. Durand-Fardel [2], qui a pour base les principes minéralisateurs formant la composition chimique des eaux, nous les désignerons sous le nom de *bicarbonatées, sodiques* et *arsenicales.*

Si nos Eaux, d'une minéralisation relativement faible, sont si efficaces dans une certaine classe de maladies bien définiess d'une puissance et d'une activité plus énergiques que d'autre, fortement minéralisées; tout en admettant qu'une eau minérale,

(1) *Guide aux Eaux minérales.*
(2) *Traité thérapeutique des Eaux minérales.*

renfermant un certain nombre d'ingrédients, est un tout indivis, un médicament complexe qui agit comme une unité pour une commune fin ; sans écarter l'action due à l'ensemble de ses propriétés physiques et aux agents extérieurs, notre expérience nous a convaincu que les principes actifs des eaux d'Avène sont l'élément arsenical et l'élément alcalin, dont l'association constitue un agent modificateur si puissant dans l'économie humaine, un dépuratif très-énergique.

Au point de vue clinique et médical, nous les classerons parmi les eaux *dépuratives, toniques, sédatives* et *altérantes*.

Elles sont administrées en bains, en boisson, en douches et en lotions ou fomentations, selon la nature et l'intensité de la maladie.

Transportée dans des bouteilles bien bouchées, l'eau se conserve sans la moindre décomposition.

De nombreuses personnes en font usage toute l'année, soit comme dépuratif, pour fouetter le sang et corriger les humeurs viciées par des affections morbides dont les causes sont si variées; soit comme régulateur des fonctions digestives, alors surtout qu'il y a complication d'un principe ou d'une diathèse herpétique.

On peut la boire seule dans la journée, ou bien au repas avec une légère addition de vin.

On s'en sert également chez soi pour lotionner la peau malade, et déterger par des applications soutenues les plaies et les ulcères.

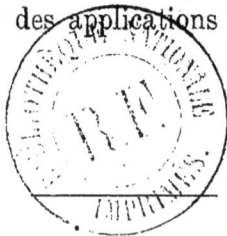

CHAPITRE III

PROPRIÉTÉS GÉNÉRALES. — ACTION PHYSIOLOGIQUE ET
THÉRAPEUTIQUE DES EAUX D'AVÈNE

L'analyse physico-chimique étant faite et la topographie
des lieux ayant été tracée aussi sommairement que possible,
reste à déterminer la résultante dynamique et thérapeuthique
du médicament, ou, en d'autres termes, à opérer son analyse
médicale.

Celle-ci se déduit-elle rigoureusement de la première, et
peut-on, d'après la connaissance des éléments constitutifs, pré-
juger d'une manière certaine de la propriété médicale des
Eaux? Nullement. La chimie moderne a fait des progrès éton-
nants; elle rend des services réels pour le diagnostic de certaines maladies; la médecine, considérée comme art, lui doit
des acquisitions précieuses; mais on brouillerait toutes les no-
tions, si l'on ne maintenait chacune de ces sciences dans sa
sphère d'activité propre. Les phénomènes de la vie, chez
l'homme sain ou malade, ne relèvent pas de la même cause
génératrice que ceux de l'ordre physique et ne peuvent avoir
leur raison d'être dans les réactions chimiques.

L'expérience et l'observation peuvent seules nous donner la
valeur thérapeutique de l'Eau, et nous dire dans quel cas elle
guérit, dans quel cas elle est inutile, dans quel cas elle aggrave
le mal. L'analyse médicale aura été complète, lorsque nous
saurons pourquoi, quand et comment, il faut la mettre en
usage. Ajoutons que l'analyse chimique et l'analyse médicale,
loin d'être faites pour vivre en antagonisme, doivent marcher,

ensemble et se compléter mutuellement. Aussi la première mérite-t-elle, comme la seconde, d'être faite avec le plus de soin possible, afin de fournir au médecin des présomptions utiles, que l'expérience clinique peut seule vérifier. Du reste, avec l'action de l'eau, il faut considérer encore le nouveau milieu où se trouve le malade, car les influences morales, atmosphériques et alimentaires, contribuent puissamment aux modifications favorables qui se produisent.

La première impression que l'on éprouve en se plongeant dans le bain est un sentiment de fraîcheur, qui se dissipe bientôt. Il n'y a pas de contraction des vaisseaux capillaires, pas de refoulement subit de la périphérie au centre, pas de spasmes, comme dans les bains froids; le pouls n'augmente pas de vitesse. Les femmes en général, à cause de l'épanouissement de leur tissu cellulaire, et les hommes forts, à tempérament sanguin, se plaisent au milieu de cette température. Le contact de l'Eau sur les papilles nerveuses émousse la sensibilité de la peau; l'épiderme se ramollit et se dépouille, et il s'opère une détente générale, accompagnée d'une chaleur douce, qui se propage intérieurement dans tous les organes et détermine un sentiment de bien-être et de calme.

Au sortir du bain, la même sensation de froid reparaît, pour ne durer que quelques minutes; le moindre exercice la fait cesser. La chaleur revient, la face s'anime légèrement, la circulation s'accélère, la poitrine se dilate avec satisfaction, la sécrétion rénale augmente par suite de la quantité de liquide absorbée, la peau acquiert de la souplesse, et une moiteur bienfaisante ne tarde pas à se répandre sur toute la surface cutanée.

L'Eau d'Avène adoucit la peau, émousse la sensibilité exagérée, éteint les ardeurs par une action sédative et calmante. Elle régularise l'innervation, les fonctions musculaires et vitales; augmente la vitalité du derme, lui imprime une force toute nouvelle; réveille l'énergie de la transpiration insensible. Comme conséquence, on voit les malades devenir moins impressionnables aux variations atmosphériques; l'appétit devient plus intense et la digestion plus facile.

Dès les premiers jours, sous l'influence de l'Eau prise en bains et en boisson, survient une diarrhée légère chez le plus grand nombre. Elle cède facilement par une simple modération dans le traitement ; elle est même favorable, parce qu'elle rend l'action subséquente de l'Eau plus directe et plus active à l'intérieur. Chez quelques personnes seulement, on constate de la surexcitation, qui se traduit surtout par de l'insomnie, de l'agitation, quelquefois par des picotements à la peau. Ces phénomènes sont passagers ; ils se dissipent en général d'eux-mêmes après quelques jours.

Nos thermes guérissent un grand nombre de dermatoses; ils provoquent, dans certaines circonstances, des éruptions cutanées dont la forme est variable et qui agissent finalement dans un sens favorable. Y a-t-il contradiction en cela ? Pas le moins du monde. Loin de produire toujours des sueurs, leur usage les supprime quelquefois. Qu'est-ce que cela prouve ? - Qu'il ne faut pas juger d'après les apparences, mais bien aller au fond des choses.

Un malade se plaint d'avoir la peau sèche, brûlante; il a des coliques, de l'inappétence, de l'insomnie, des mouvements spasmodiques, du prurit. Après quelques bains, une sueur abondante survient, des vésicules se montrent sur tout son corps et déterminent une guérison complète.

Les exemples opposés ne manquent pas, et nous connaissons des personnes qui, en proie à un éréthisme nerveux avec faiblesse, suaient abondamment avant de se rendre à Avène, et chez lesquelles les sueurs ont disparu dans le cours de la saison.

Dans un cas, les Eaux ont agi à titre de cause provocatrice réveillant une diathèse latente; dans les autres, l'amélioration a suivi l'augmentation de la tonicité générale.

Fouquet avait, dit-on, l'habitude de répéter aux malades qu'il envoyait fréquemment à Avène: «Vous verrez votre prurit disparaître après quelques bains, et il surviendra une éruption critique, avant-coureur de votre guérison, car ces Eaux ont la vertu de ramener les mouvements fluxionnaires de l'intérieur à la périphérie. »

Parmi les Eaux minérales, il en est peu, en effet, qui jouissent de vertus plus efficaces dans les circonstances où le phénomène de la poussée au dehors est utile, dans les éruptions cutanées qui tiennent à un dérangement des fonctions excrétoires, à une mauvaise disposition ou à une surabondance des humeurs, qui réclament une espèce de dépuration. Toniques et sédatives, elles ravivent certaines inflammations de la peau et les disposent à la guérison; elles stimulent, excitent les fonctions, rétablissent les mouvements et réveillent la vitalité engourdie de certains organes. Comme conséquence de cette tonicité rendue à l'économie, le système nerveux, par suite de son action sédative, rentre dans le calme, et les symptômes de surexcitation disparaissent. C'est au médecin, dans ces affections en apparence différentes, à modifier la température et l'usage de l'eau, selon la disposition des sujets et l'état de la maladie.

L'irritation locale, la susceptibilité générale, l'ébranlement nerveux, qui contre-indiquent en général l'emploi des eaux sulfureuses et même des bains de mer, deviennent tout au tant de motifs de préférence pour Avène. La phlogose sourde des viscères, les dégénérescences organiques, la tendance aux exacerbations et aux recrudescences, toutes choses qui exigent tant de ménagements dans l'usage des Eaux à haute thermalité, reçoivent à Avène de prompts adoucissements.

Bordeu avait vu qu'il était dangereux d'administrer les eaux de Baréges, de Luchon, dans les dartres liées à une inflammation partielle. C'est tout le contraire pour Avène, qui convient sans réserve toutes les fois que l'on a besoin d'une excitation modérée. Si les eaux sulfureuses valent mieux lorsqu'il faut combattre l'atonie excessive de la peau, la faiblesse des forces, on pourrait encore quelquefois se contenter de nos Eaux, dont l'action pourrait être relevée par le mode d'emploi, par les douches par exemple. Quant aux indications spéciales qui doivent déterminer de préférence l'emploi des unes et des autres, elles se tirent de l'ensemble de l'économie, de l'âge, du tempérament, de la constitution, des idiosyncrasies du malade, de la forme de l'éruption et de ses complications. Ainsi les personnes atteintes d'une affection cutanée, chez lesquelles on observe une fibre molle, un tempérament lymphatique, des mouvements lents insensibles, une peau lâche, blafarde et peu irritable, un système musculaire développé, des habitudes morales calmes, des réactions imparfaites, pourront être envoyées aux Eaux sulfureuses. C'est, au contraire, aux Eaux douces comme les nôtres que l'on adressera les malades à fibre sèche, tendue; à tempérament nerveux ou sanguin, à idiosyncrasie bilieuse, à constitution délicate, à muscles grêles, à mouvements vifs, à peau très-irritable, à habitudes morales passionnées. Nos Eaux sont préférables quand l'éruption négligée a exercé pendant plus longtemps ses ravages à l'extérieur, lorsque la maladie, après s'être développée dans tout l'organisme, est revenue sur la peau par un mouvement de retour.

Quant aux rapports de convenance qui peuvent exister entre les Eaux d'Avène et la forme extérieure de la maladie de la peau, les éruptions érythémateuses, les éruptions vésiculeuses et purovésiculeuses, les papules rouges et douloureuses, les exanthèmes, les squames, s'en trouvent généralement bien, et le calme qui accompagne les premiers bains est un signe de guérison.

Nous ne finirons pas cette partie de notre travail sans rapporter le fait suivant, qui prouve combien la réputation de nos Eaux est ancienne et solidement établie (1). « Après la bataille de Wagram, Napoléon Ier souffrait d'une gastralgie et d'une vive démangeaison aux membres inférieurs. Corvisart, son premier médecin, attribuant ces souffrances à une ancienne affection psorique, proposait divers remèdes, qui étaient rejetés. Notre compatriote, le général Claparède, présent à l'entretien, parla des bains d'Avène en homme qui avait eu à s'en louer. Il dit que, dans sa jeunesse, il avait eu une maladie de ce genre pour laquelle le célèbre Fouquet l'avait envoyé à Avène, où il avait trouvé une guérison aussi prompte que radicale. Frappé du ton de son interlocuteur, l'Empereur, à demi convaincu, ordonna à Corvisart de rédiger un mémoire à ce sujet et de le soumettre à la Faculté de médecine de Montpellier, puisque l'établissement en question était à ses portes. La Faculté répondit favorablement. »

Après cette consultation, le grand capitaine forma le projet de se rendre à Avène; il voulait y fonder un établissement militaire, dont le plan fut dressé par l'Ingénieur en chef du département, qui s'était rendu sur les lieux. Il ne fallut rien moins que les événements politiques de cette époque pour faire avorter cette entreprise.

Il serait à désirer que le gouvernement mît à exécution ce projet, dans l'intérêt et pour le soulagement de nos braves soldats.

Abordons maintenant l'étude des maladies diverses, avantageusement traitées par les Eaux d'Avène. Ces maladies sont : les affections cutanées, les maladies scrofuleuses, les plaies et ulcères, les affections utérines, les maladies asthéniques et névropathiques. Nous les examinerons séparément dans un paragraphe spécial, avec des observations à l'appui.

---

(1) Voir *Statistique de l'Hérault*, par M. Creuzé de Lesser, pag. 70.

§ Ier

Maladies cutanées

Les maladies chroniques de la peau sont les plus communes et les plus variées qu'on observe tous les ans à Avène.

L'histoire de ces maladies a subi des vicissitudes diverses et est encore de nos jours un sujet interminable de discussion. Qui ne sait, en effet, les controverses animées qu'a soulevées si souvent la question de leur nature, de leur généralisation, de leur localisation, de leur classification, de leur traitement, etc.

Hippocrate et la plupart des médecins de l'antiquité les désignaient sous le nom générique de dartres, et les considéraient comme l'expression d'un état morbide interne siégeant surtout dans les humeurs; d'autres, ne préjugeant rien sur la nature de la maladie, les ont désignées sous les noms génériques de taches, vésicules, pustules, exanthèmes, tubercules, etc., en ne tenant compte que de la forme extérieure de l'éruption.

Parmi les médecins modernes qui se sont occupés des maladies cutanées, Alibert, Biett et, plus tard, Rayer, Hardy, Cazenave, Devergie, Bazin, etc., ont bien attaché une certaine importance dans leur classification à la forme physique du mal; mais, au point de vue thérapeutique, ils n'ont point négligé de recourir aux médications internes pour combattre les diathèses diverses, véritables causes des manifestations morbides extérieures.

Pour nous, il y a, dans les maladies cutanées, à considérer un élément presque toujours plus essentiel que la forme : cet élément est la cause interne, la nature de la maladie; de lui dérivent les principales indications thérapeutiques.

Qu'importe, par exemple, au clinicien, que la peau soit couverte de taches, de papules, de vésicules ou de pustules, si l'analyse des causes lui fait reconnaître l'existence d'une diathèse déterminée, cause unique de toutes les manifestations.

Mais ne soyons pas exclusif, reconnaissons aussi l'utilité de la connaissance de la symptomatologie locale. C'est ainsi que l'expérience démontre, d'une manière irrécusable, que telle ou telle forme éruptive revêt souvent des caractères spéciaux qui trahissent la nature intime de l'affection qui l'a engendrée.

Cette étude constitue donc un précieux complément de diagnostic et ne doit par conséquent pas être négligée.

Les Eaux d'Avène jouissent d'une efficacité incontestable dans les affections herpétiques ou dartreuses. Ces maladies peuvent envahir toutes les parties du corps, occuper un espace plus ou moins étendu, se développer par plaques ou par zones.

Tantôt ce sont des croûtes lamelleuses comme des écailles, blanchâtres, jaunâtres, plus ou moins adhérentes, sèches ou humides, qui s'ajoutent les unes aux autres par les progrès du mal ; il s'en échappe un liquide séreux, visqueux, épais ; des excoriations se forment, l'inflammation y devient plus ou moins vive. La malpropreté donne plus d'intensité aux symptômes ; la fièvre s'allume quelquefois, les glandes s'engorgent ; il y a de l'agitation, de l'insomnie. Tantôt ce sont des croûtes inégales, bosselées, irrégulières, épaisses, dures et brunâtres. Ici c'est une éruption squameuse, là une éruption furfuracée. Dans un cas, la peau est à peine altérée au-dessous des taches ou des lamelles ; dans un autre, elle est rouge, enflammée, avec plus ou moins d'hypertrophie.

Nous n'én finirions pas s'il fallait énumérer les formes des maladies éruptives, car il n'y a rien de si mobile que la forme, l'aspect, les accidents locaux des maladies cutanées. Il en est de même de la signification médicale de ces éruptions.

Chez un malade, la dartre est la réflexion sympathique d'une irritation viscérale; chez un second, elle est survenue à la suite d'une suppression habituelle; tels ou tels font remonter l'origine de leur maladie à des écarts de régime, à l'abus de substances échauffantes, à des chagrins et des peines morales. Le plus grand nombre se trouvent sous l'influence d'un état diathésique, héréditaire ou acquis. Tandis que la douleur et le désordre règnent chez certains, qui menacent de tomber dans le marasme, on en voit qui exécutent leurs fonctions avec une régularité remarquable.

Pour les éruptions cutanées dues à la diathèse syphilitique, il est nécessaire d'établir une distinction. Si le vice syphilitique n'a pas été combattu par des remèdes appropriés, les Eaux d'Avène ne sauraient être que palliatives, et l'on devrait alors administrer en même temps un traitement approprié. Il est certain que des préparations mercurielles, l'iodure de potassium, etc., administrés en même temps que les Eaux d'Avène, ont guéri des syphilides anciennes et invétérées. Il serait préférable cependant que le traitement antisyphilitique fût suivi antérieurement à la saison thermale. Si la cause spécifique de l'affection cutanée n'existe plus et que l'éruption tienne désormais à une habitude générale morbide, l'emploi de nos bains lui ôtera son aspect informe, désagréable, arrêtera ses progrès et finira par la faire disparaître.

Nos Eaux ayant la propriété d'attirer au dehors les vices cachés, on s'en sert dans l'occasion comme pierre de touche.

Combien de malades, minés depuis plus ou moins longtemps par des maux intérieurs, ne se doutaient pas, pas plus que leurs médecins, que leurs souffrances étaient dues à la diathèse laissée dans l'organisme par une maladie grave dont ils avaient été autrefois affectés, et qu'ils croyaient complétement guérie! Les Eaux provoquent l'explosion de taches caractéristiques, et le succès est au bout d'une thérapeutique fondée sur la nature de la maladie.

La tradition, l'expérience, proclament l'excellence de nos Bains contre les maladies psoriques. Je résume l'opinion générale, dit M. James (1), en vantant la puissance des Eaux d'Avène dans les gales répercutées ; mais qui dit gale répercutée exprime une innombrable cohorte d'infirmités de toute espèce, des milliers d'affections chroniques auxquelles la pathologie assigne des noms différents. Parvient-on, au début, à détruire l'acarus par un agent spécifique, la gale disparaît certainement ; mais n'est-il pas vrai que c'est là une maladie aussi commune que mal traitée, et, dès lors, quoi d'extraordinaire à ce que des maladies chroniques légères, et même des plus graves, dépendent de ce vice négligé, aggravé, et soient les ramifications, les conséquences du même principe morbifique ?

Les femmes tourmentées par les déviations laiteuses en retirent des avantages signalés. Ces groupes de nodosités, répandus çà et là dans le tissu cellulaire, au cou, sous les aisselles, ne tardent pas à se fondre, et elles se débarrassent bientôt des croûtes, des boutons, des pustules, des taches et de tout ce qui peut ternir la douceur et la beauté de la peau. Une jeune mère avait vu son lait tarir à la suite d'une sensation très-vive ; il s'ensuivit de la fièvre, du délire et, quelque temps après, des croûtes grises sur les joues, qui se gerçaient et donnaient issue à une humeur épaisse. Le flux menstruel se dérangea, des nodosités se répandirent au cou, parfois des congestions céphaliques faisaient redouter l'aliénation mentale. L'usage des bains, des douches et des lotions, amena la chute des croûtes, la résolution des engorgements, le rétablissement des menstrues, et le bien-être revint avec la gaieté.

Nous diviserons les dermatoses spécialement traitées par les Eaux d'Avène, en trois classes distinctes.

(1) *Guide pratique du médecin et du malade aux Eaux minérales*, 3ᵉ édit., 1855.

Dans la première, nous placerons les affections vésiculeuses, exanthémateuses et pustuleuses, comprenant l'eczéma, l'herpès, l'urticaire, l'érythème, les maladies psoriques, l'acné, l'impétigo, l'ecthyma, la syphilis. Pour ces affections, que nous appellerons *sécrétantes*, l'Eau est un véritable spécifique, et leur guérison est à peu près certaine.

Dans la seconde classe nous mettrons les affections papuleuses et squameuses, c'est-à-dire le purigo, le lichen, le favus, le psoriasis, le pytiriasis, l'icthyose, maladies d'une apparence *sèche*, pour lesquelles l'action de l'eau est un peu moins efficace.

Enfin, dans la troisième nous rangerons les affections tuberculeuses, parmi lesquelles le lupus, l'éléphantiasis, etc., maladies désorganisantes que notre Eau ne peut guérir, mais dont elle calme et arrête quelquefois la marche croissante.

M. Bazin a adopté une classification dermatologique basée sur la nature de l'affection. Les maladies cutanées sont désignées par lui sous le nom d'herpétides, arthritides, scrofulides, syphilides, etc.

OBSERVATIONS

I. *Eczéma de la face.* — Mlle P..., âgée de vingt-trois ans, d'un tempérament lymphatico-sanguin, d'une constitution assez forte, à la suite d'une vive émotion, en avril 1866, voit ses oreilles devenir rouges, se tuméfier ; une éruption eczémateuse se développe et ne tarde pas à gagner la face et le cou. Au mois de juillet, elle fait une première saison à Montmajou, près

Béziers. Le résultat semble d'abord satisfaisant ; mais, à partir de novembre, la maladie reparaît plus intense ; elle s'aggrave au printemps suivant, et, au mois de juillet 1867, nous voyons arriver à Avène la malade dans l'état que voici : la face est rouge, couverte de nombreuses pellicules ; les oreilles sont tuméfiées, le derrière du pavillon fournit une sérosité abondante. Au front et au cou, l'épiderme est gercé, de petites plaques s'y détachent ; le cuir chevelu est également attaqué. Une démangeaison vive existe par intervalle, plus forte pendant la nuit. Les premiers jours, un seul bain de quarante minutes lui est prescrit. A l'intérieur, six verres d'Eau minérale dans la journée ; lotions répétées à la face, fomentation sur le front et les oreilles. Au troisième jour, le calme commence à se faire sentir, les démangeaisons sont moins vives, le sommeil plus long. Après trente-six bains et un mois de séjour, la malade quitte Avène débarrassée de son mal ; la figure seulement est un peu rouge. Au printemps de l'année suivante, l'éruption reparaît légère. Une seconde saison est faite et la guérison arrive. Deux ans après, Mlle P... se marie. Elle a actuellement deux enfants superbes ; la santé s'est maintenue parfaite.

II. *Eczéma des jambes.* — M. X..., propriétaire, quarante-cinq ans, d'un tempérament lymphatico-nerveux, avait toujours joui d'une bonne santé, lorsque, après de longues courses en été, il vit surgir à la partie interne des jambes de larges plaques rouges, avec une vive démangeaison. Le frottement et le grattage irritaient encore plus les parties malades et déterminaient des excoriations, d'où suintait une abondante sérosité. Divers traitements ayant été suivis sans succès, X... se rendit à Avène en 1868. Les deux jambes et les cuisses présentaient de nombreuses plaques, avec gerçures donnant issue à un liquide ichoreux très-abondant. La marche était lente et pénible ; une personne le soutient. Tous les jours il prend un bain entier, deux bains de jambes, six verres d'Eau minérale dans les vingt-quatre heures, bandage roulé, continuellement imbibé d'eau.

Après huit jours, l'insomnie, qui était permanente auparavant, se dissipa, la démangeaison diminua, et, après quinze jours de traitement, il fit la course du village. Au bout d'un mois il quitta l'établissement, alerte et sans souffrance. La guérison se maintint l'année d'après. Il retourna à Avène encore deux ans, mais uniquement par reconnaissance.

III. *Ecthyma chronique.* — M. R..., quarante ans, d'un tempérament bilioso-sanguin, jouissant d'une belle fortune, avait mené une vie agitée et par trop orageuse, quand il se vit affecté, sur les joues et la plus grande partie du corps, d'une éruption intense avec croûtes et démangeaisons continuelles. Soumis à la diète blanche et à l'usage des dépurants, le prurit diminua. Il se rendit à Aix, en Savoie. Quelques croûtes tombèrent, pour revenir avec le froid. Chaque année, les sources sulfureuses lui procuraient un soulagement qui se dissipait en hiver. Mais, à mesure que l'âge avançait, la maladie devenait plus rebelle et plus grave. Quand il arriva à Avène, les croûtes étaient épaisses, occupant la presque totalité du corps; la peau était rugueuse et sèche, les pieds s'enflaient le soir. Le malade était plongé dans la plus noire mélancolie. Les bains combinés avec les douches firent tomber les croûtes, adoucirent la peau, réveillèrent le ton de la fibre et l'action des vaisseaux exhalants. Prise en boisson, l'Eau minérale donna de l'énergie à tout le système. Une forte poussée survint après le quinzième bain ; l'affection paraissait plus grave. Mais cette recrudescence ne fut que passagère, elle s'amenda bientôt. Les bains furent continués. Après trente-deux jours, la transpiration était rétablie et la peau avait repris son élasticité naturelle. Plus tard, M. R... écrivait qu'il avait trouvé sa guérison à Avène.

IV. *Psoriasis.* — M. S..., vingt-six ans, cultivateur, tempérament nervoso-sanguin, à la suite d'une grande frayeur vit paraître sur les avant-bras, les épaules et les jambes, des plaques qui, d'une forme arrondie dans le principe, avec des élevures solides, se transformèrent ensuite en plaques squameuses non déprimées, et dont les bords irréguliers étaient peu proéminents.

Arrivé à Avène, la peau était endurcie, et, sur les parties malades, se trouvaient des squames sèches, dures, épaisses, qu'on ne saurait mieux comparer qu'à l'écorce rugueuse des vieux arbres.

Pendant sa saison, il prit trente bains. En boisson, l'Eau était administrée dans le jour et aux repas. Les croûtes tombèrent assez facilement, mais la tendance à se reproduire ne fut pas enrayée. Le malade s'est trouvé soulagé, mais non complétement guéri. Il est venu pendant plusieurs années de suite, parce que, disait-il, l'Eau d'Avène lui faisait passer l'année sans souffrance. Après la quatrième saison, la guérison est arrivée.

V. *Syphilide papuleuse.* — M. B..., trente-deux ans, d'un tempérament bilioso-sanguin, avait depuis un an contracté une syphilis qu'il avait soignée à la légère; aussi vit-il se développer sur la plus grande partie de son corps de nombreuses plaques caractéristiques. Sans consulter de médecin, sur les conseils seuls d'un de ses amis qu'Avène avait guéri d'une affection semblable quelques années avant, il se rendit à nos thermes dans l'état que voici :

Sur le dos, la poitrine, les bras et les jambes, on voit une éruption avec petite élevure d'un rouge vif, légèrement violacé, une tuméfaction dure, résistante, qui n'est pas douloureuse, mais sur laquelle l'épiderme se détache en plaques circulaires; il se reproduit et tombe plusieurs fois de suite. Les aisselles, le pli des cuisses, le scrotum, présentent des papules plus volumineuses ; l'épiderme ramolli se détache plus rapidement et ne se renouvelle presque pas ; la surface dénudée sécrète une sérosité qui se solidifie en croûtes molles et peu adhérentes. L'arrière-gorge est très-irritée ; il y a des picotements, de la douleur même, quand des aliments chauds sont avalés. Il y a chez le malade une fatigue générale ; parfois il souffre de l'estomac et du ventre. L'appétit est faible, les digestions laborieuses. Après une saison de vingt-cinq jours, pendant laquelle l'Eau fut administrée largement *intus et extra,* B... quitta l'établissement plus gai et moins fatigué. Nous lui traçâmes pour le courant de l'année un traitement antiphlogistique d'abord, et ensuite l'iodure de potassium et les préparations mercurielles furent pris par intervalle. Amélioration très-notable à la suite d'une seconde saison, guérison après la troisième.

VI. *Affections de nature psorique.* — Un cultivateur avait pris la gale de brebis qu'il soignait. Il se guérit à l'aide de quelques frictions, et, sous peu, il devint asthmatique. Depuis deux ans il passait les nuits dans un fauteuil, ne respirant qu'avec la plus grande difficulté, en proie à une toux convulsive très-intense. Les bains d'Avène et les douches appelèrent l'éruption à la peau, et tout rentra dans l'ordre.

Une jeune fille de douze ans avait été débarrassée d'une gale abondante par un onguent. Elle éprouvait de la gêne dans la respiration ; le cou était déformé et raide par le gonflement des glandes ; elle perdit l'appétit et le corps se tuméfia. Au bout de quinze jours d'Avène, des boutons sortirent et elle se trouva mieux. Des furoncles qui survinrent deux mois après complétèrent la guérison.

Un ancien colonel d'artillerie était couvert d'ulcères aux

extrémités inférieures, à la poitrine et au bas-ventre, avec des engorgements et un prurit intolérable : c'était la conséquence d'une gale que les guerres d'Afrique ne lui avaient pas donné le loisir de traiter convenablement. Les bains de Molitg et du Vernet avaient été employés infructueusement. Il partit d'Avène guéri après trente-deux jours.

§ II

Affections scrofuleuses, Lymphatisme

La scrofule est une maladie essentiellement générale. Elle peut envahir tous les tissus, mais elle montre une affinité spéciale pour le système glandulaire de l'appareil lymphatique, le parenchyme pulmonaire, les os, les parties molles des articulations, la peau, le cuir chevelu, les membranes muqueuses, etc.

Elle peut être héréditaire ou acquise. Son essence consiste en une faiblesse, un défaut ou une irrégularité d'action du système lymphatique et de ses glandes, ainsi qu'en un mauvais état de ses sécrétions ; d'où il résulte qu'il se produit une lymphe mal élaborée, incomplétement assimilée et animalisée. Les effets sont une nutrition incomplète, abondante en apparence, mais de mauvaise qualité; la stase de la lymphe dans ses vaisseaux, la dégénérescence en âcreté scrofuleuse, l'irritation : d'où épaississement, induration, formation de tubercules, suppuration, d'abord des glandes, puis d'autres organes; sécrétions anormales, métastases, cachexie générale.

Le système lymphatique étant celui du développement, la maladie scrofuleuse, en conséquence, dont la source et le siége résident en lui, est une maladie qui se lie d'une manière intime au travail d'évolution et de développement de l'organisme. Aussi la voit-on surgir de préférence à l'époque de la dentition, de l'accroissement, de la puberté, et disparaître sous son influence quand le développement s'accomplit avec bonheur.

C'est sur cet état morbide que les Eaux d'Avène exercent une action très-puissante. L'ophthalmie scrofuleuse qui se présente, dans l'enfance, sous forme de conjonctivite papuleuse ou de kératite ulcéreuse, avec exsudation plastique ; cette ophthalmie qui expose les enfants à la perforation de la cornée, à la procidence de l'iris, à l'albugo, aux taies, à l'orgelet, à la chute des cils, à l'épiphora et à un larmoiement opiniâtre, compte chaque année un grand nombre de guérisons.

Il en est de même des flux chroniques du nez, avec gonflement de la lèvre supérieure et obstruction de l'ouverture nasale par les croûtes que forme le mucus desséché. L'air ne pouvant pas pénétrer par le conduit nasal, le timbre de la voix s'altère, et il se produit dans la parole des intonations vocales qui font reconnaître sur-le-champ la cause du phénomène ; des rougeurs érysipélateuses s'étendent autour des ailes du nez, sur la lèvre et à la joue ; une odeur fétide rend l'approche de ces malades insupportable. Si l'on n'y prend garde et qu'on n'arrête point le progrès du mal, la carie des os propres du nez en sera la conséquence. Les bains, les lotions, les injections, l'eau prise en boisson, ont une action salutaire et ne le cèdent en rien aux Eaux sulfureuses et aux bains de mers, qui bien souvent, et dans le jeune âge surtout, irritent au lieu de calmer et de guérir.

Avène a encore ses applications spéciales dans les dépendances de la scrofule, comme les Eaux sulfureuses et ferrugineuses. Celles-ci, par exemple, rendent des services signalés toutes les fois que la constitution est appauvrie, soit par de longues suppurations, soit par l'effet d'une alimentation mauvaise et des autres agents de l'hygiène ; tandis que les Eaux d'Avène produisent les meilleurs résultats dans tous les cas où l'excès de la lymphe a besoin d'être combattu. Sous leur influence, on obtient dans peu de jours une amélioration notable : l'appétit, souvent capricieux, devient vif et régulier, la peau se colore, les chairs se raffermissent, les forces et la santé reviennent à vue d'œil.

Nous signalerons encore l'efficacité de nos Eaux dans l'otorrhée et la surdité, qui apparaissent chez quelques malades comme le seul signe de la diathèse scrofuleuse.

OBSERVATIONS

I.—Paul B., âgé de douze ans, cheveux blonds, lèvre supérieure tuméfiée, nez gros, enflammé, sécrétant un mucus qui forme des croûtes assez épaisses pour obstruer l'ouverture nasale, d'où un nasillement considérable. A la partie inférieure du cou, du côté droit, entre la clavicule et l'omoplate, existe un engorgement considérable, qui a le volume d'un œuf de poule, sans grossir davantage depuis trois mois. Au-dessous du maxillaire, des oreilles et à la partie cervicale postérieure, existe un chapelet glandulaire que l'on perçoit même à l'œil nu. L'état général est bon et les fonctions digestives s'exécutent normalement. Depuis l'apparition de la maladie, et avant de le conduire à Avène, on avait employé à l'extérieur plusieurs pommades résolutives, des vésicatoires; et à l'intérieur, l'huile de foie de morue, des sirops dépuratifs, des toniques amers.

On lui prescrit un bain par jour, des douches sur les épaules, le cou et la colonne vertébrale, et l'Eau minérale en boisson pendant les repas et dans la journée.

Après avoir pris trente bains et vingt douches, Paul B. quitte

Avène. La tumeur de l'épaule avait presque disparu; tandis qu'il portait la tête inclinée sur le côté, il la tient droite; les glandes du cou ont sensiblement diminué, les plus petites n'existent plus. La lèvre supérieure n'est plus tuméfiée; le nez a repris sa dimension normale, il n'y a plus de sécrétion de la muqueuse; il est seulement un peu rouge à la base.

II.—Jules S., âgé de huit ans, indolent et faible, a la figure pâle, bouffie; la peau fine, les chairs molles et flasques, le nez et la lèvre supérieure tuméfiés. Le cou porte la trace de cicatrices provenant de la suppuration des ganglions cervicaux et sous-maxillaires.

Ce garçon, dont l'intelligence est assez obtuse, est porteur au bras gauche d'un exutoire qui lui a été appliqué à l'âge de cinq ans. Il a eu plusieurs ophthalmies, qui ont duré plus ou moins longtemps. Il a subi un traitement dépuratif. Au mois d'avril, alors qu'on le croyait guéri, il eut une nouvelle crise qui provoqua encore une ophthalmie. Il est conduit à Avène au mois de juin. Nous observons chez lui les bords palpébraux rouges, tuméfiés; une photophobie considérable, une douleur vive par intervalle, un larmoiement continuel; les yeux ne peuvent être ouverts que difficilement, et encore dans l'obscurité. Il y a kératite granuleuse avec exsudation plastique sur l'œil droit, conjonctivite avec production de papules sur l'œil gauche.

Avant de commencer le traitement thermal, nous lui administrons une purgation légère, pour combattre un état saburral très-prononcé chez lui.

On lui prescrit un bain et une douche par jour, des lavages répétés à la face et des fomentations continuelles nuit et jour sur les yeux, eau minérale en boisson.

Dans huit jours, Jules S. put supporter la lumière. Après quinze bains, il ouvre les yeux et se promène seul. Il quitte Avène après un mois de séjour; les yeux sont beaux, à l'exception d'une taie légère. Il est venu l'année suivante faire une seconde saison, pour rendre sa cure complète.

III.—On rappelle, à Avène, l'observation d'une fille de seize ans que sa mère conduisait comme une aveugle : c'était une mendiante de passage. Son âge, sa position, intéressèrent la société des baigneurs, qui dans ce moment était nombreuse. Elle était dans cette position depuis l'âge de six ans. La menstruation n'avait pas encore eut lieu. Les yeux étaient rouges, noyés dans une sérosité âcre, purulente ; les cornées présentaient plusieurs taies, le cristallin était légèrement opaque ; la présence de la lumière la fatiguait beaucoup : elle distinguait encore une vague clarté. Un vénérable ecclésiastique fit une quête auprès des baigneurs. Grâce à leur générosité, elle put rester quarante jours à l'établissement. Lors de son départ, elle supportait sans douleur la lumière, et la rougeur des yeux avait sensiblement diminué, ainsi que leur écoulement. Peu de temps après être rendue dans son pays (les Sales-Curan, Aveyron), parut le flux menstruel. L'année suivante, elle revint seule à Avène. Les yeux conservaient un certain écoulement, mais elle y voyait très-bien. Après vingt jours, son état parut si satisfaisant, qu'une de nos baigneuses la prit à son service.

IV.—Mlle Marie P. fut reconnue privée de l'ouïe à l'âge où les enfants commencent à bégayer ; jusque-là, au contraire, tout en elle dénotait qu'elle serait précoce à parler. Mais, comme depuis sa naissance elle avait été presque toujours malade, loin de la juger sourde de naissance, on attribuait à quelque humeur la cause de cette surdité. Cette humeur ne tarda pas à se montrer sur la tête, d'abord par des tumeurs qui tour à tour coulaient et se fermaient ; les glandes du cou s'engorgèrent ensuite, deux finirent par suppurer ; enfin une taie se forma sur l'œil droit. Dès lors, rien ne fut négligé :

beaucoup de remèdes, les cautères, jusqu'aux voyages, furent successivement employés, mais sans succès. Ce fut alors que sa grand'mère se prononça pour les bains d'Avène, qui jadis lui avaient fait beaucoup de bien. La petite fille avait alors six ans.

Après une saison de vingt-cinq jours, pendant laquelle les douches et les bains furent alternativement administrés, un grand changement s'opéra; elle appela par leurs noms toutes les personnes qu'elle connaissait, et demanda successivement d'une voix ferme tout ce qui lui était nécessaire.

Un mois après, une éruption très-forte se développa au cuir chevelu et fournit une grande quantité de sérosité.

La malade commença dès lors à percevoir plus distinctement les sons, et peu à peu l'ouïe lui fut rendue à mesure que la tête se dégageait. Nul doute que l'humeur primitive, en se portant sur le tympan, en avait paralysé les fonctions.

§ III

Plaies et Ulcères

Les Eaux d'Avène ont une efficacité incontestable pour la guérison des plaies et des ulcères, des plaies chroniques des jambes surtout.

Joyeuse en parle avec éloges, et constate que les médecins envoient à cette source tous les individus qu'ils ne peuvent guérir par le traitement ordinaire des maladies de cette espèce (1).

---

(1) *Annales de médecine pratique*, tom. 1er, pag. 153.

Le docteur Saint-Pierre déclare que la quantité de personnes atteintes de plaies de jambe qui s'y rendent chaque année semble les indiquer comme très-efficaces dans ces affections, contre lesquelles échouent si souvent la sagacité des meilleurs praticiens (1).

Le docteur Amilhau y avait recours dans ces circonstances, comme à une ancre suprême de salut (2).

Toutes les plaies anciennes qui, au lieu de tendre à la cicatrisation, se perpétuent et s'agrandissent ; toutes les plaies qui affectent une marche destructive, que les soins hygiéniques et médicaux ne peuvent pas arrêter; ces ulcères, violacés à leur fond et à leur pourtour, serpentant sous la peau et creusant des clapiers sanieux ; ces ulcères à bords calleux, taillés à pic, fournissant beaucoup de suppuration, ne dépendent pas d'une même cause et ne réclament pas toujours le même traitement. Les émollients sont quelquefois les meilleurs topiques; d'autres fois, les excitants leur font faire des pas rapides vers la guérison ; une amélioration surprenante accompagne l'administration des mercuriaux, s'il y a un principe syphilitique.

Les Eaux d'Avène obtiennent des succès lorsque l'ulcère carcinomateux et bleuâtre présente des nodosités et des renflements de distance en distance, lorsqu'il y a du boursoufflement, des bourgeons charnus, des bords plus ou moins épais, ou une complication des vices dartreux, scrofuleux, psorique. « Cette complication des vices dartreux et scrofuleux, dit Delpech, était d'autant plus tenace que le malade était âgé et affaibli par un mauvais régime. Je l'envoyai à Avène, où trente bains émoussèrent le prurit, provoquèrent la sécrétion de l'albumine et amenèrent la cicatrice d'un ulcère énorme (3).»

---

(1) *Essai sur les Eaux minérales de l'Hérault*, pag. 64.
(2) *Observ. sur les bains d'Avène*, 1772.
(3) *Mémorial des hôpitaux du Midi.*

Le mode de traitement doit varier selon les cas, la période du mal et les accidents locaux. Tantôt on se contentera de déterger les plaies par des bains et des lotions répétés, tantôt on les excitera à l'aide de la douche; quelquefois même la cautérisation avec le nitrate acide de mercure deviendra un adjuvant nécessaire de la médication thermale.

Jamais on ne se départira des précautions hygiéniques et des soins de propreté; et, vers la fin du traitement, on fournira aux cicatrices minces et étendues une enveloppe artificielle et protectrice.

Nous ne dirons pas cependant que nos Eaux guérissent tous les ulcères des jambes. Ils sont quelquefois tellement profonds, tellement étendus en surface, qu'ils sont incurables. Dans ce cas, elles les détergent, ravivent les chairs, émoussent le prurit et la douleur. Si elles guérissent souvent, elles soulagent toujours.

OBSERVATIONS

I.—R., cultivateur, âgé de quarante ans, d'un tempérament bilioso-sanguin, est affecté de varices depuis sa jeunesse. A la suite de démangeaisons vives, il se gratta si fort à la jambe droite qu'il s'écorcha. Dans le principe, il négligea cette lésion, légère en apparence; aussi la vit-il s'agrandir peu à peu et occasionner au-dessus de la malléole un ulcère ayant 8 centimètres de long sur 5 de large, pour lequel les Eaux d'Avène lui sont ordonnées.

Nous constatons chez R. des varices très-développées aux deux membres inférieurs. Celui de droite, où se trouve l'ulcère variqueux, est fortement engorgé; il mesure dans sa circon-

rence 8 centimètres de plus que le gauche. L'aspect de l'ulcé-
ration est livide, sanieux; sa profondeur est de 8 millimètres;
les bords sont durs, ainsi que les parties voisines. Les bains
généraux et locaux, les fomentations continuelles avec l'eau
minérale, les douches graduées, firent disparaître en partie
l'engorgement du membre ; l'ulcère se couvrit de bourgeons
charnus de bonne nature, et la cicatrisation fut complète après
vingt-six jours.

Trois mois plus tard, R. heurte sa jambe gauche contre une
souche : la peau est déchirée à la partie externe, et une plaie
nouvelle se développe à cet endroit. Il la soigne sans obtenir
de résultat, et il retourne une seconde fois à Avène, où il est
guéri de nouveau. A son départ, nous l'engageâmes à porter
continuellement des guêtres préservatrices.

II. — A., ancien militaire, âgé de cinquante ans, frêle et
nerveux, avait reçu un coup de pied de cheval sur la crête du
tibia droit. Des substances vulnéraires furent employées sans
succès : la plaie s'agrandit et occupa bientôt une étendue assez
large ; il y avait peu de suppuration. Le repos, les pommades
diverses, les cataplasmes, l'extrait de Saturne, des remèdes
internes mêmes, furent successivement employés pendant deux
ans, après lesquels il se rendit à Avène.

La plaie était baveuse, occupant presque toute la partie
antérieure du tibia; la suppuration était peu abondante. A...
n'avait jamais eu de maladie grave, sa constitution était
saine ; nous avions à combattre un mal purement local. L'eau
fut jour et nuit en contact avec la plaie. Les bains locaux,
généraux, ou la douche, occupaient le malade sept heures
dans la journée. Au huitième jour, les signes de la sécretion
albumineuse se montrèrent, et, après vingt-cinq jours de traitement, la cicatrisation fut complète.

III. — Mme T..., d'une constitution faible, d'un tempérament lymphatique, issue de parents scrofuleux, habitait un
pays humide, marécageux ; son cou était sillonné de cicatrices
scrofuleuses, et présentait de nombreuses glandes engorgées.
Mariée à l'âge de dix-huit ans, elle n'avait pas eu d'enfant;
ses menstrues, irrégulières, alternaient avec une leucorrhée. A
vingt-deux ans, une fièvre intermittente tierce se déclara chez
elle ; sa guérison ne put être obtenue que par le changement
de climat, mais il s'ensuivit un engorgement considérable des
extrémités inférieures et du foie. Elle fut envoyée à Vichy, où
la guérison de l'organe hépatique fut obtenue; mais les jambes
restèrent gonflées et se couvrirent, quelques mois après, de
plusieurs ulcères, avec suppuration abondante et un prurit
violent. La malade se rendit successivement à Baréges, à Molitg
et au Vernet : ces eaux allégèrent le mal, émoussèrent le prurit, mais pas de guérison. Ce fut alors que les bains d'Avène
lui furent conseillés. Ces eaux douces calmèrent promptement
la douleur. Les bains locaux et généraux furent employés, ainsi
que les douches et les fomentations toute la journée. A l'intérieur, l'eau minérale fut également prescrite, à cause de
l'élément scrofuleux constitutionnel. Après une saison de trente
jours, les ulcères avaient diminué de moitié. Les applications
d'eau d'Avène furent continuées toute la journée, et, après la
seconde saison, la cicatrisation fut complète.

§ IV

Maladies utérines

Les leucorrhées ou pertes blanches, qui sont si fréquentes

chez les femmes, guérissent très-souvent à Avène, dont les eaux exercent une action fortement stimulante sur la matrice et ses annexes. Nous voyons habituellement l'écoulement menstruel, atténué ou suspendu, se rétablir avec l'intensité accoutumée ; chez les jeunes personnes, il est même provoqué, et presque toujours, sous l'influence des bains, l'époque de son apparition est devancée. La menstruation retardée ou empêchée par une débilité de la constitution, par une perversion des forces, ou par altération atonique des parties, s'y trouve merveilleusement favorisée. De plus, ce qui ne surprendra pas les médecins, les mêmes eaux qui aident à l'établissement de la menstruation guérissent aussi les métrorrhagies, chez les femmes asthéniques et profondément affaiblies par des pertes sanguines répétées.

C'est comme toniques que nos eaux modifient et améliorent la constitution affaiblie sous l'influence des maladies utérines, provenant, soit de couches rapprochées ou laborieuses, soit d'une complication avec la diathèse herpétique, scrofuleuse et même syphilitique ; une vie agitée, avec ses excès, a aussi sa large part dans la détermination de ces maladies, plus fréquentes à la ville qu'à la campagne. Ce sera surtout après un traitement interne préalable, basé sur la nature de l'affection, que l'eau, agissant directement sur les parties, amènera la guérison que l'on recherche.

Quand la muqueuse génitale est peu altérée, quand son épithélium est conservé, lorsque l'irritation du col et du vagin est peu prononcée, lorsqu'il existe un engorgement de l'utérus sans inflammation vive, alors même qu'il se complique de relâchement des ligaments et d'abaissement de l'organe, les bains, les injections et les douches, agissent efficacement, sans troubles réactionnels. La phlegmasie chronique de l'organe ou de ses annexes, les ulcérations, les fongosités sanguinolentes, réclament certains ménagements; on est obligé quelquefois, dans ces cas, de suspendre le traitement, de le modifier, pour le reprendre ensuite, ou de le combiner avec d'autres moyens.

S'il existait une désorganisation matérielle considérable, il est bien entendu que l'eau serait tout-à-fait impuissante pour la combattre.

Comme l'organe de la gestation est susceptible d'une grande surexcitation, il convient toujours de surveiller avec soin l'administration du remède ; au début, l'eau doit être employée avec ménagement et lenteur, et il ne faut augmenter son usage que graduellement, afin de ne pas provoquer une trop forte réaction et aggraver la maladie.

OBSERVATIONS

I. — Mme R..., d'un tempérament lymphatique. A l'âge de quinze ans, elle commença à avoir une perte en blanc qui cessait et revenait par intervalles; à dix-sept ans, ses menstrues parurent; il y eut régularité pendant deux ans, ensuite survint du retard, avec réapparition alternée de la leucorrhée. Elle se maria à vingt-deux ans ; sa santé se consolida et tout marcha normalement jusqu'à et pendant sa grossesse. Les couches furent longues et laborieuses; elle voulut quand même nourrir son enfant, qui mourut quatre mois après. A la suite de cette secousse morale, sa santé non rétablie devint plus faible, la leucorrhée reparut plus intense ; les règles survinrent un mois plus tard. Un bon régime, les préparations ferrugineuses, la rétablirent un peu ; mais, la perte blanche et les douleurs hypogastriques persistant, elle se rendit à Avène.

La face est pâle, bouffie ; les chairs sont molles, l'appétit est peu développé, les membres inférieurs sont œdématiés; le bas-

ventre est un peu tuméfié, douloureux et pesant. La leucor·
rhée est intense; la muqueuse vaginale blafarde; l'utérus est engorgé; il y a plusieurs granulations sur le col. Après dix jours
de traitement, composé de bains, douches et injections, l'état
s'améliore, l'appétit revient, la marche est plus facile, la perte
a diminué beaucoup. Mᵐᵉ R... reste un mois à Avène. Quand
elle part, la figure est colorée, l'engorgement a disparu et la
perte est à peine sensible.

II. — Une femme de trente-six ans, sanguine et fortement
constituée, était atteinte d'une maladie herpétique constitution-
nelle ; intense en hiver, elle était remplacée en été par une
sueur abondante des pieds. Cette dernière affection, combattue,
disparut pour faire place à une perte blanche avec un violent
prurit. Après avoir mis en usage divers remèdes appropriés,
sans obtenir un résultat satisfaisant, cette femme se rendit à
Avène. La perte était abondante et fétide, le prurit si violent
que la malade se grattait jusqu'au sang. Régime végétal,
bains, lotions, injections; toute la journée l'eau était, autant
que possible, en contact avec les parties génitales, malades
intérieurement et à l'extérieur. Après quelques jours, il y eut
un grand calme ; l'eau minérale fut prise *intus* et *extra*, avec
la plus grande exactitude, pendant un mois. Lors de son départ,
il n'existait plus de cuisson ni de prurit, la perte était peu
abondante. Rendue dans ses foyers, il lui survint une grande
quantité de furoncles, et la perte cessa quelque temps après.
Une deuxième saison acheva de faire disparaître la maladie
cutanée.

III. — Mᵐᵉ B..., douée de tous les dons de la nature et de
la fortune, avait avorté la première année de son mariage;
une leucorrhée abondante s'en était suivie. Tous les moyens
possibles furent employés pour la combattre ; les meilleurs

médecins furent consultés à Montpellier, à Lyon, à Paris. Certains traitements faisaient disparaître l'affection, mais elle reparaissait plus tard. Depuis cinq ans, Mme B... était dans cette situation ; il n'y avait pas eu de nouvelle grossesse, et, comme toutes les femmes, elle soupirait après les douceurs de la maternité. Les eaux d'Avène lui sont ordonnées : elle arrive dans nos montagnes, fait usage de l'eau d'après nos indications, avec l'espoir de faire cesser le flux et de voir la matrice reprendre ses fonctions normales. Le traitement, dirigé dans un but dépurant et tonique, eut un plein succès. Une grossesse survint bientôt après, et, l'année suivante, Mme B... vint à Avène pleine de santé, et très-heureuse de nous montrer son enfant superbe et vigoureux.

IV. — Il y a trois ans, nous avons reçu la petite Louise, jeune fille de dix ans, d'un tempérament lymphatique et d'une constitution débile. Issue d'une mère scrofuleuse, qui l'allaita pendant six mois et qui mourut à cette époque, elle fut confiée à une nourrice bonne au début, mais mauvaise ensuite, à cause d'un lait vicié par trois mois de grossesse. A partir de cette époque, Louise, dominée par le lymphatisme, fut constamment faible, décolorée, bouffie ; à l'âge de sept ans, une leucorrhée se manifesta chez elle. Les préparations ferrugineuses et iodées furent employées en même temps qu'un régime tonique. Deux saisons furent faites aux bains de mer, sans résultat satisfaisant : l'eau salée était irritante pour elle. On se décide alors à la conduire à Avène : nous constatâmes une perte abondante, des escoriations aux grandes lèvres, avec prurit ; le cou était sillonné de cicatrices scrofuleuses ; elle présentait, en un mot, tous les symptômes qui caractérisent cette dernière maladie, si fâcheuse et parfois incurable. L'eau minérale fut administrée *intus* et *extra*, avec beaucoup de soin et de ménagement, mais aussi avec le plus grand succès, puisque son père écrivait, trois mois après, que la perte avait cessé. Nous l'avons revue deux fois à Avène : l'enfant avait grandi et pris des forces suffisantes, sans que l'affection eût reparu.

§ V

Maladies asthéniques et névropathiques

Il existe un grand nombre de maladies dans lesquelles l'asthénie générale ou locale, ou l'éréthisme nerveux, jouent un rôle très-important. La médication hydrothermale d'Avène rend dans ces cas de très-grands services.

Sous l'influence d'une diathèse héréditaire ou acquise, de nature herpétique ou scrofuleuse, lorsque les fluides de l'économie ont été altérés ou viciés par un principe morbide quelconque, quand les fonctions en général sont entravées par des causes physiques ou morales, nous observons chez certains malades de l'inappétence, du dégoût pour les aliments ; d'autres se plaignent de crampes, de pesanteurs, de nausées, de vomissements, de diverses souffrances, qui trahissent une affection de l'estomac ou des intestins.

Dans les maladies chroniques, en général, il est bon de maintenir les organes gastro-intestinaux dans un équilibre aussi parfait que possible. La constipation ne vaut pas plus que la diarrhée. Or nous avons souvent remarqué que les bains et l'usage interne de l'eau régularisaient l'une et l'autre de ces modifications, provoquées par une augmentation des forces absorbantes chylifères, ou par des sécrétions exagérées des intestins, du foie ou du pancréas.

Ceux d'entre les malades qui ont du dégoût pour les aliments ne tardent pas à voir leurs facultés digestives recouvrer une puissance qu'elles avaient perdue depuis longtemps. Cette augmentation de la faculté nutritive profite à l'ensemble de la constitution, et la nature répond d'autant mieux à l'incitation médicamenteuse des Eaux.

Quant aux diverses nuances des maladies gastro-intestinales que l'on a désignées sous les noms de gastralgie, entéralgie, gastrite ou entérite chroniques, dyspepsie, hépatalgie, quelles que soient d'ailleurs les causes et la nature intime de ces maladies, nos Eaux peuvent être utilisées si l'on sait les employer à propos. Ce que nous avons dit de leur action générale et de leurs propriétés vitales contre certains vices particuliers aidera beaucoup à saisir l'indication et la contre-indication dans l'espèce. Ainsi il y a indication dans les coliques, les diarrhées, les constipations, les douleurs crampoïdes de l'estomac qui accompagnent les répercussions dartreuses, lorsqu'il y a des renvois acides, lorsque les malades éprouvent des défaillances et des besoins fréquents de prendre, des ardeurs temporaires, des douleurs que l'ingestion des aliments atténue ou fait cesser. L'atonie et la prédominance nerveuse indiquent; l'inflammation et l'irritation en excès contre-indiquent, d'une manière à peu près absolue.

La fraîcheur et la sédation que nos Eaux produisent primitivement, la tonification consécutive à leur emploi, l'action perturbatrice qu'elles exercent dans quelques circonstances, nous permettent d'avancer qu'on peut en tirer parti dans les affections nerveuses. Là où les bains sulfureux et les bains de mer causent une agitation intense et aggravent les souffrances habituelles des sujets, Avène calme et donne lieu à des modifications heureuses. N'avons-nous pas vu plusieurs fois de jeunes personnes revenir de la mer avec une chorée provoquée par l'excitation de bains, et en être débarassées dans peu de temps par nos Eaux ?

Les personnes en proie à l'éréthisme nerveux, qui présentent de la jactation, de l'insomnie, des battements ou palpitations musculaires, des soubresauts, y trouvent bientôt le repos et le sommeil. Si quelquefois on observe chez nous de la céphalalgie, des rêves multipliés, des réveils en sursaut, une exaltation des centres nerveux et des sens, ces phénomènes ne sont pas durables et ne sont jamais suivis d'accidents qui affectent de la gravité; au contraire, le calme succède toujours à la surexcitation.

On ne sera donc pas surpris de l'efficacité de nos Eaux dans la chlorose, qui est une maladie générale, résultat d'une affection du système nerveux ganglionnaire qui entraîne le trouble de la digestion et, par suite, celui de la circulation, altère le sang et réagit sur tous les organes (1).

Cette maladie, qui survient presque toujours chez les personnes faibles, débiles, déjà atteintes de leucorrhée, très-avantageusement combattue à Avène, est également enrayée comme elle, si surtout un traitement tonique et ferrugineux a été préalablement subi, et si on tient compte de l'action, aujourd'hui incontestable, de l'arsenic, dans l'éréthisme nerveux et les névroses en général. L'élément arsenical, qui entre dans la composition de nos Eaux, uni à leur action stimulante et dépurative, explique très-bien leur efficacité dans les reliquats des fièvres intermittentes rebelles et l'état cachectique qui en résulte, lié bien souvent à un vice humoral ou à un principe herpétique. Nous avons vu plusieurs personnes avec cette affection morbide, si difficile à faire disparaître, partir d'Avène dans un état de santé bien satisfaisant.

Les bains peu prolongés, les douches sur les hypochondres, l'Eau en boisson, contribuent puissamment à résoudre les engorgements spléniques et hépatiques consécutifs aux ravages

(1) M. Lapeyre, *Action de l'Eau d'Avène dans la chlorose*, 1867.

de l'intoxication paludéenne et de la répétition des paroxysmes. Faisons observer, toutefois, que c'est surtout dans ces affections que les Eaux doivent être administrées avec la plus scrupuleuse attention. Leur usage doit être modéré au début, et, suivant les effets obtenus, le traitement est continué, suspendu ou graduellement rendu plus ou moins actif. A ces conditions seulement, la médication hydrothermale est sans danger et peut amener d'excellents résultats.

RÉSUMÉ SOMMAIRE

Les Eaux minérales d'Avène, bicarbonatées, sodiques et arsenicales, sont, sous le rapport chimique, *arsenicales, alcalines et salines ;* et, au point de vue médical, *dépuratives, toniques, sédatives et altérantes.*

L'élément arsenical et le principe alcalin, associés à l'ensemble de leurs propriétés physiques, en font, non une panacée universelle contre tous les maux, mais un remède plein
d'efficacité contre certaines maladies bien déterminées.

Leur action curative est très-puissante dans les maladies de
la peau, les affections scrofuleuses et lymphatiques, les plaies
et les ulcères, les maladies de l'utérus et les affections asthéniques et névropathiques.

1° Les maladies de la peau peuvent être divisées en trois
catégories, correspondant à trois degrés différents dans l'efficacité de l'eau. Elles sont sécrétantes ou humides, sèches et
tuberculeuses.

Dans les affections sécrétantes, les Eaux d'Avène peuvent
être considérées comme un spécifique guérissant la première
ou la seconde année, si surtout le mal est récent.

L'action de l'eau est moins efficace dans les affections cutanées de nature sèche, comme le psoriasis, le prurigo, le lichen, etc. Les personnes qui en sont atteintes quittent les
bains, plus souvent soulagées que guéries, mais rarement
sans avoir obtenu une modification dans leur état.

Quant aux maladies tuberculeuses ou désorganisantes,

comme le lupus, etc., elles résistent aux Eaux d'Avène comme à toute médication hydrothermale. Un effet calmant en résulte toutefois, et nous avons constaté dans certains cas un arrêt dans la marche de l'affection, modifiée par des cautérisations avec un acide.

Dans les dermatoses, l'eau agit par son action stimulante; elle ramène la maladie à l'état aigu, et donne à la peau assez de tonicité pour réparer ses désordres et reprendre ses fonctions primitives. A l'intérieur, elle dépure le sang et corrige les humeurs, car il ne faut pas considérer les maladies de la peau comme des accidents greffés sur l'organisme, mais comme l'expression d'un état morbide constitutionnel ou diathésique, en exceptant toutefois les affections de cause externe comme les maladies accidentelles ou parasitaires.

2° La diathèse scrofuleuse, qui est la conséquence des diverses affections morbides intéressant le système lymphatique, est efficacement combattue à Avène. L'Eau, par sa vertu stimulante, réveille l'activité de l'estomac et des intestins, ranime le travail des organes, facilite les fonctions de la peau et, après avoir ramené à l'état normal les liquides altérés, permet à la constitution de reprendre les forces qui lui faisaient défaut.

Les engorgements ganglionnaires, les ophthalmies chroniques, l'otorrhée, l'ozène, comptent chaque année un grand nombre de guérisons. Par sa température invariable, l'Eau est plus facilement supportée que celle de la mer, surtout par les jeunes enfants. Toutes les fois où le malade, incapable de supporter une surexcitation, a besoin d'être tonifié, Avène doit être préféré aux bains de mer et aux eaux sulfureuses.

3° L'efficacité de nos Eaux pour la guérison des plaies et des ulcères est depuis longtemps établie. Le fameux Delpech les prescrivait à de nombreux malades, qui en obtenaient le meilleur résultat, dans les ulcères chroniques des jambes surtout.

La guérison ne se fait pas attendre quand le mal est sous l'influence d'une affection herpétique ou scrofuleuse ; elle ne saurait avoir lieu s'il est compliqué de carie.

4° Les Eaux d'Avène ont une action curative très-puissante dans les affections de la matrice. Leur effet stimulant provoque la menstruation retardée ou empêchée ; les leucorrhées, aujourd'hui si nombreuses, qu'elles proviennent de couches laborieuses, d'une constitution affaiblie, d'une diathèse scrofuleuse, dartreuse, etc., cèdent à leur usage. Dans les engorgements de l'utérus, les ulcérations sans inflammation vive, dans les relâchements des ligaments et dans l'abaissement de l'organe, les bains, les injections et les douches, agissent efficacement sans troubles réactionnels.

5° La médication hydrothermale d'Avène rend, enfin, de très-grands services dans les maladies asthéniques et nerveuses, lorsque, sous la dépendance de causes diverses, il y a perturbation dans les fonctions gastro-intestinales et surexcitation dans le système nerveux.

Les maladies atoniques, qui sont souvent la répercussion intérieure d'une diathèse herpétique ; celles du système nerveux ganglionnaire ; la chlorose, qui est une affection à la fois lymphatique et nerveuse ; les cachexies anciennes résultant des fièvres intermittentes, trouvent dans notre source arsenicale un élément précieux pour les combattre.

La durée de la saison des bains, pour les malades, est de vingt-cinq à trente jours. Ce laps de temps est nécessaire pour solliciter l'intervention des forces médicatrices et pour permettre aux Eaux de produire leurs effets curatifs. Dans certains cas, les malades prendraient un sage parti de faire deux saisons, l'une en juin, l'autre en septembre, ou bien en laissant entre la première et la deuxième l'intervalle de huit à dix jours de repos.

Certains baigneurs, pour hâter leur saison, prolongent la durée des bains, qu'ils prennent régulièrement deux fois par jour, et se gorgent d'eau minérale. Cette précipitation entrave les efforts de la nature et est toujours préjudiciable.

Les malades qui s'empressent de se baigner dix ou quinze fois, pour retourner chez eux, ont grand tort de se déplacer, ce nombre de bains étant tout à fait insuffisant pour provoquer un effet curatif.

Est-il utile de revenir à leur usage plusieurs années de de suite? L'opportunité de leur reprise découle de la tendance que les maladies chroniques ont à se reproduire.

———

Avène, situé au nord du département de l'Hérault, près des limites de l'Aveyron, est à 30 kilomètres de Lodève et à 23 de Bédarieux. La gare la plus voisine est celle du Bousquet-d'Orb, sur la ligne de Montpellier à Rodez, à proximité de Bédarieux.

Pendant la saison thermale, une voiture spéciale fait le service entre le Bousquet et Avène, où l'on peut arriver aussi par Lodève ou par l'ancienne route venant de l'Aveyron et du Larzac. 12 kilomètres séparent Avène du Bousquet-d'Orb.

Le service de la poste se fait journellement par le bureau de Lunas. L'altitude est de 360 mètres.

L'Eau minérale, d'une limpidité parfaite, onctueuse au toucher, a une température constante de 27° centigrades; elle sort en petits jets très-nombreux d'un terrain mixte, composé de schistes et de calcaires anciens. Sont goût est un peu fade; elle est sans odeur sensible.

Le débit de la source est de 800 litres par minute; il reste invariable dans toutes les saisons.

Les baigneurs peuvent, à leur gré, prendre des bains dans de grandes piscines communes à chaque sexe, ou bien en particulier dans de petites piscines spéciales; ou, s'ils le désirent, dans des baignoires alimentées par l'Eau minérale élevée à une température plus forte.

Il y a deux salles de douches, une pour les dames, l'autre pour les hommes. La direction et la force de l'Eau peuvent s'adapter au besoin des affections diverses.

Dans un local destiné aux bains de jambe se trouve un courant continu d'Eau minérale, qui déterge, rafraîchit les plaies et les maintient dans un état constant de propreté.

Une fontaine recevant l'Eau de la source dans toute sa pureté sert de buvette.

L'Eau minérale est donc employée en bains, boisson, douches et lotions. Transportée en bouteilles, elle ne se décompose point (1).

Les baigneurs sont logés dans des hôtels voisins de la source et appartenant aux propriétaires des Eaux. Les personnes qui veulent faire leur ménage peuvent y louer des chambres particulières avec cuisine.

Deux tables d'hôte, bien servies, sont à la portée de toutes les fortunes.

Salons de compagnie, avec un piano, une salle de café, billard, etc.

---

(1) Un dépôt d'Eau minérale d'Avène se trouve. à Paris. chez M. Cloulot, rue Keller, n° 3; et à Montpellier, chez MM. Belugou et Gély, pharmaciens.

Une chapelle où la messe se célèbre tous les dimanches.
Air pur et frais, site agréable et ombragé.

—

M. Gratien DESCAYS, *copropriétaire, seul directeur.*

—

A proximité de l'Établissement, il y a des maisons particulières à louer.

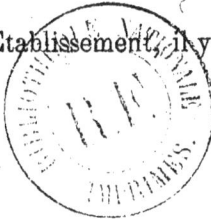

www.ingramcontent.com/pod-product-compliance
Lightning Source LLC
Chambersburg PA
CBHW050545210326
41520CB00012B/2724